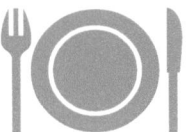

AGH

Einfach
Kalorien zählen

Ein Kalorienzähltagebuch zum Ausfüllen

mit Aquarellzeichnungen von © Rabea Grimme

Die Autorin bietet mit diesem Buch eine einfache Möglichkeit, Lebensmittel, Mengen und Kalorien in eine Tabelle einzutragen, ohne die Absicht, damit eine Empfehlung bezüglich Ernährung und Gesundheit auszusprechen. Die Handhabung und alle Angaben des Buches erfolgen daher ohne jegliche Gewährleistung oder Garantie und Haftung und bieten keinen Ersatz für einen kompetenten medizinischen Rat.

Bibliografische Information der Deutschen Nationalbibliothek:
Die Deutsche Nationalbibliothek verzeichnet diese Publikation
in der Deutschen Nationalbibliografie; detaillierte bibliografische Daten
sind im Internet über dnb.dnb.de abrufbar.

© 2018 AGH
Herstellung und Verlag:
BoD – Books on Demand, Norderstedt

ISBN 9783752897180

Datum: ....

Lebensmittel	Menge	Kalorien
....	....	....
....	....	....
....	....	....
....	....	....
....	....	....
....	....	....
....	....	....
....	....	....
....	....	....
....	....	....
....	....	....
....	....	....

Kalorien gesamt: ....

Sonstiges:

Datum: .... 🌶 🌶 🌶

Lebensmittel	Menge	Kalorien
....	....	....
....	....	....
....	....	....
....	....	....
....	....	....
....	....	....
....	....	....
....	....	....
....	....	....
....	....	....
....	....	....
....	....	....
....	....	....

Kalorien gesamt: ....

Sonstiges:

Datum: ....

Lebensmittel	Menge	Kalorien
....	....	....
....	....	....
....	....	....
....	....	....
....	....	....
....	....	....
....	....	....
....	....	....
....	....	....
....	....	....
....	....	....
....	....	....

Kalorien gesamt: ....

Sonstiges:

Datum: .... 🌶 🌶 🌶

Lebensmittel	Menge	Kalorien
....	....	....
....	....	....
....	....	....
....	....	....
....	....	....
....	....	....
....	....	....
....	....	....
....	....	....
....	....	....
....	....	....
....	....	....

Kalorien gesamt: ....

Sonstiges:

Datum: ....

Lebensmittel   Menge   Kalorien

....

....

....

....

....

....

....

....

....

....

....

....

Kalorien gesamt: ....

Sonstiges:

Datum: .... 🌶 🌶 🌶   🍽

Lebensmittel	Menge	Kalorien
....	....	....
....	....	....
....	....	....
....	....	....
....	....	....
....	....	....
....	....	....
....	....	....
....	....	....
....	....	....
....	....	....
....	....	....

Kalorien gesamt: ....

Sonstiges:

Datum: ....

Lebensmittel   Menge   Kalorien

....

....

....

....

....

....

....

....

....

....

....

....

Kalorien gesamt: ....

Sonstiges:

Datum: ....

Lebensmittel	Menge	Kalorien
....	....	....
....	....	....
....	....	....
....	....	....
....	....	....
....	....	....
....	....	....
....	....	....
....	....	....
....	....	....
....	....	....
....	....	....

Kalorien gesamt: ....

Sonstiges:

Datum: .... 🌶 🌶 🌶 🍽

Lebensmittel	Menge	Kalorien
....	....	....
....	....	....
....	....	....
....	....	....
....	....	....
....	....	....
....	....	....
....	....	....
....	....	....
....	....	....
....	....	....
....	....	....

Kalorien gesamt: ....

Sonstiges:

Datum: .... 🌶🌶🌶

Lebensmittel	Menge	Kalorien
....	....	....
....	....	....
....	....	....
....	....	....
....	....	....
....	....	....
....	....	....
....	....	....
....	....	....
....	....	....
....	....	....
....	....	....

Kalorien gesamt: ....

Sonstiges:

Datum: ....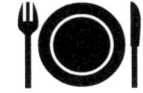

Lebensmittel	Menge	Kalorien
....	....	....
....	....	....
....	....	....
....	....	....
....	....	....
....	....	....
....	....	....
....	....	....
....	....	....
....	....	....
....	....	....
....	....	....

Kalorien gesamt: ....

Sonstiges:

Datum: .... 🌶🌶🌶

Lebensmittel	Menge	Kalorien
....	....	....
....	....	....
....	....	....
....	....	....
....	....	....
....	....	....
....	....	....
....	....	....
....	....	....
....	....	....
....	....	....
....	....	....

Kalorien gesamt: ....

Sonstiges:

Datum: .... 🌶 🌶 🌶

Lebensmittel	Menge	Kalorien
....	....	....
....	....	....
....	....	....
....	....	....
....	....	....
....	....	....
....	....	....
....	....	....
....	....	....
....	....	....
....	....	....
....	....	....

Kalorien gesamt: ....

Sonstiges:

Datum: .... 🌶🌶🌶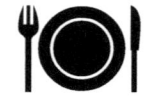

Lebensmittel	Menge	Kalorien
....	....	....
....	....	....
....	....	....
....	....	....
....	....	....
....	....	....
....	....	....
....	....	....
....	....	....
....	....	....
....	....	....
....	....	....

Kalorien gesamt: ....

Sonstiges:

Datum: ....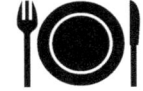

Lebensmittel	Menge	Kalorien
....	....	....
....	....	....
....	....	....
....	....	....
....	....	....
....	....	....
....	....	....
....	....	....
....	....	....
....	....	....
....	....	....
....	....	....

Kalorien gesamt: ....

Sonstiges:

Datum: .... 🌶 🌶 🌶

Lebensmittel	Menge	Kalorien
....	....	....
....	....	....
....	....	....
....	....	....
....	....	....
....	....	....
....	....	....
....	....	....
....	....	....
....	....	....
....	....	....
....	....	....

Kalorien gesamt: ....

Sonstiges:

Datum: ....

Lebensmittel   Menge   Kalorien

Lebensmittel	Menge	Kalorien
....	....	....
....	....	....
....	....	....
....	....	....
....	....	....
....	....	....
....	....	....
....	....	....
....	....	....
....	....	....
....	....	....
....	....	....

Kalorien gesamt: ....

Sonstiges:

Datum: .... 🌶🌶🌶 🍽

Lebensmittel	Menge	Kalorien
....	....	....
....	....	....
....	....	....
....	....	....
....	....	....
....	....	....
....	....	....
....	....	....
....	....	....
....	....	....
....	....	....
....	....	....

Kalorien gesamt: ....

Sonstiges:

Datum: ....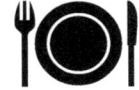

Lebensmittel	Menge	Kalorien
....	....	....
....	....	....
....	....	....
....	....	....
....	....	....
....	....	....
....	....	....
....	....	....
....	....	....
....	....	....
....	....	....
....	....	....

Kalorien gesamt: ....

Sonstiges:

Datum: .... 🌶🌶🌶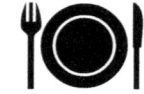

Lebensmittel	Menge	Kalorien
....	....	....
....	....	....
....	....	....
....	....	....
....	....	....
....	....	....
....	....	....
....	....	....
....	....	....
....	....	....
....	....	....
....	....	....

Kalorien gesamt: ....

Sonstiges:

Datum: ....

Lebensmittel   Menge   Kalorien

Lebensmittel	Menge	Kalorien
....	....	....
....	....	....
....	....	....
....	....	....
....	....	....
....	....	....
....	....	....
....	....	....
....	....	....
....	....	....
....	....	....
....	....	....

Kalorien gesamt: ....

Sonstiges:

Datum: ....

Lebensmittel   Menge   Kalorien

....

....

....

....

....

....

....

....

....

....

....

....

Kalorien gesamt: ....

Sonstiges:

Datum: ....

Lebensmittel   Menge   Kalorien

Lebensmittel	Menge	Kalorien
....	....	....
....	....	....
....	....	....
....	....	....
....	....	....
....	....	....
....	....	....
....	....	....
....	....	....
....	....	....
....	....	....
....	....	....

Kalorien gesamt: ....

Sonstiges:

Datum: .... 🌶 🌶 🌶

Lebensmittel	Menge	Kalorien
....	....	....
....	....	....
....	....	....
....	....	....
....	....	....
....	....	....
....	....	....
....	....	....
....	....	....
....	....	....
....	....	....
....	....	....

Kalorien gesamt: ....

Sonstiges:

Datum: .... 🌶🌶🌶

Lebensmittel	Menge	Kalorien
....	....	....
....	....	....
....	....	....
....	....	....
....	....	....
....	....	....
....	....	....
....	....	....
....	....	....
....	....	....
....	....	....
....	....	....

Kalorien gesamt: ....

Sonstiges:

Datum: .... 🌶 🌶 🌶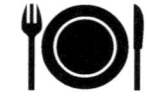

Lebensmittel	Menge	Kalorien
....	....	....
....	....	....
....	....	....
....	....	....
....	....	....
....	....	....
....	....	....
....	....	....
....	....	....
....	....	....
....	....	....
....	....	....

Kalorien gesamt: ....

Sonstiges:

Datum: ....

Lebensmittel	Menge	Kalorien
....	....	....
....	....	....
....	....	....
....	....	....
....	....	....
....	....	....
....	....	....
....	....	....
....	....	....
....	....	....
....	....	....
....	....	....

Kalorien gesamt: ....

Sonstiges:

Datum: .... 🌶🌶🌶

Lebensmittel	Menge	Kalorien
....	....	....
....	....	....
....	....	....
....	....	....
....	....	....
....	....	....
....	....	....
....	....	....
....	....	....
....	....	....
....	....	....
....	....	....

Kalorien gesamt: ....

Sonstiges:

Datum: ....

Lebensmittel   Menge   Kalorien

....

....

....

....

....

....

....

....

....

....

....

....

Kalorien gesamt: ....

Sonstiges:

Datum: ....

Lebensmittel   Menge   Kalorien

....

....

....

....

....

....

....

....

....

....

....

....

Kalorien gesamt: ....

Sonstiges:

Datum: ....

Lebensmittel | Menge | Kalorien

....

....

....

....

....

....

....

....

....

....

....

....

Kalorien gesamt: ....

Sonstiges:

Datum: .... 🌶 🌶 🌶

Lebensmittel	Menge	Kalorien
....	....	....
....	....	....
....	....	....
....	....	....
....	....	....
....	....	....
....	....	....
....	....	....
....	....	....
....	....	....
....	....	....
....	....	....

Kalorien gesamt: ....

Sonstiges:

Datum: .... 🌶 🌶 🌶 🍽

Lebensmittel	Menge	Kalorien
....	....	....
....	....	....
....	....	....
....	....	....
....	....	....
....	....	....
....	....	....
....	....	....
....	....	....
....	....	....
....	....	....
....	....	....

Kalorien gesamt: ....

Sonstiges:

Datum: ....

Lebensmittel	Menge	Kalorien
....	....	....
....	....	....
....	....	....
....	....	....
....	....	....
....	....	....
....	....	....
....	....	....
....	....	....
....	....	....
....	....	....
....	....	....

Kalorien gesamt: ....

Sonstiges:

Datum: ....

Lebensmittel	Menge	Kalorien
....	....	....
....	....	....
....	....	....
....	....	....
....	....	....
....	....	....
....	....	....
....	....	....
....	....	....
....	....	....
....	....	....
....	....	....

Kalorien gesamt: ....

Sonstiges:

Datum: ....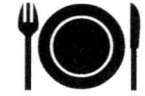

Lebensmittel	Menge	Kalorien
....	....	....
....	....	....
....	....	....
....	....	....
....	....	....
....	....	....
....	....	....
....	....	....
....	....	....
....	....	....
....	....	....
....	....	....

Kalorien gesamt: ....

Sonstiges:

Datum: .... ✎ ✎ ✎

Lebensmittel	Menge	Kalorien
....	....	....
....	....	....
....	....	....
....	....	....
....	....	....
....	....	....
....	....	....
....	....	....
....	....	....
....	....	....
....	....	....
....	....	....

Kalorien gesamt: ....

Sonstiges:

Datum: ....

Lebensmittel   Menge   Kalorien

....

....

....

....

....

....

....

....

....

....

....

....

Kalorien gesamt: ....

Sonstiges:

Datum: ....

Lebensmittel   Menge   Kalorien

....

....

....

....

....

....

....

....

....

....

....

....

Kalorien gesamt: ....

Sonstiges:

Datum: ....

Lebensmittel	Menge	Kalorien
....	....	....
....	....	....
....	....	....
....	....	....
....	....	....
....	....	....
....	....	....
....	....	....
....	....	....
....	....	....
....	....	....
....	....	....

Kalorien gesamt: ....

Sonstiges:

Datum: .... 🌶 🌶 🌶

Lebensmittel	Menge	Kalorien
....	....	....
....	....	....
....	....	....
....	....	....
....	....	....
....	....	....
....	....	....
....	....	....
....	....	....
....	....	....
....	....	....
....	....	....

Kalorien gesamt: ....

Sonstiges:

Datum: .... 🌶 🌶 🌶 🍽

Lebensmittel	Menge	Kalorien
....	....	....
....	....	....
....	....	....
....	....	....
....	....	....
....	....	....
....	....	....
....	....	....
....	....	....
....	....	....
....	....	....
....	....	....

Kalorien gesamt: ....

Sonstiges:

Datum: ....

Lebensmittel	Menge	Kalorien
....	....	....
....	....	....
....	....	....
....	....	....
....	....	....
....	....	....
....	....	....
....	....	....
....	....	....
....	....	....
....	....	....
....	....	....

Kalorien gesamt: ....

Sonstiges:

Datum: ....

Lebensmittel	Menge	Kalorien
....	....	....
....	....	....
....	....	....
....	....	....
....	....	....
....	....	....
....	....	....
....	....	....
....	....	....
....	....	....
....	....	....
....	....	....

Kalorien gesamt: ....

Sonstiges:

Datum: .... 🌶 🌶 🌶

Lebensmittel	Menge	Kalorien
....	....	....
....	....	....
....	....	....
....	....	....
....	....	....
....	....	....
....	....	....
....	....	....
....	....	....
....	....	....
....	....	....
....	....	....

Kalorien gesamt: ....

Sonstiges:

Datum: .... 🌶 🌶 🌶   🍽

Lebensmittel	Menge	Kalorien
....	....	....
....	....	....
....	....	....
....	....	....
....	....	....
....	....	....
....	....	....
....	....	....
....	....	....
....	....	....
....	....	....
....	....	....
....	....	....

Kalorien gesamt: ....

Sonstiges:

Datum: .... 🌶 🌶 🌶 🍽

Lebensmittel	Menge	Kalorien
....	....	....
....	....	....
....	....	....
....	....	....
....	....	....
....	....	....
....	....	....
....	....	....
....	....	....
....	....	....
....	....	....
....	....	....

Kalorien gesamt: ....

Sonstiges:

Datum: ....

Lebensmittel | Menge | Kalorien

Lebensmittel	Menge	Kalorien
....	....	....
....	....	....
....	....	....
....	....	....
....	....	....
....	....	....
....	....	....
....	....	....
....	....	....
....	....	....
....	....	....
....	....	....

Kalorien gesamt: ....

Sonstiges:

Datum: ....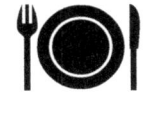

Lebensmittel	Menge	Kalorien
....	....	....
....	....	....
....	....	....
....	....	....
....	....	....
....	....	....
....	....	....
....	....	....
....	....	....
....	....	....
....	....	....
....	....	....

Kalorien gesamt: ....

Sonstiges:

Datum: .... 🌶🌶🌶 🍽

Lebensmittel	Menge	Kalorien
....	....	....
....	....	....
....	....	....
....	....	....
....	....	....
....	....	....
....	....	....
....	....	....
....	....	....
....	....	....
....	....	....
....	....	....

Kalorien gesamt: ....

Sonstiges:

Datum: ....

Lebensmittel   Menge   Kalorien

....
....
....
....
....
....
....
....
....
....
....
....

Kalorien gesamt: ....

Sonstiges:

Datum: .... 🌶 🌶 🌶

Lebensmittel   Menge   Kalorien

....

....

....

....

....

....

....

....

....

....

....

Kalorien gesamt: ....

Sonstiges:

Datum: .... 🌶 🌶 🌶

Lebensmittel	Menge	Kalorien
....	....	....
....	....	....
....	....	....
....	....	....
....	....	....
....	....	....
....	....	....
....	....	....
....	....	....
....	....	....
....	....	....
....	....	....

Kalorien gesamt: ....

Sonstiges:

Datum: .... 🌶🌶🌶

Lebensmittel	Menge	Kalorien
....	....	....
....	....	....
....	....	....
....	....	....
....	....	....
....	....	....
....	....	....
....	....	....
....	....	....
....	....	....
....	....	....
....	....	....

Kalorien gesamt: ....

Sonstiges:

Datum: ....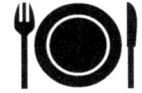

Lebensmittel	Menge	Kalorien
....	....	....
....	....	....
....	....	....
....	....	....
....	....	....
....	....	....
....	....	....
....	....	....
....	....	....
....	....	....
....	....	....
....	....	....

Kalorien gesamt: ....

Sonstiges:

Datum: .... 🌶🌶🌶

Lebensmittel	Menge	Kalorien
....	....	....
....	....	....
....	....	....
....	....	....
....	....	....
....	....	....
....	....	....
....	....	....
....	....	....
....	....	....
....	....	....
....	....	....

Kalorien gesamt: ....

Sonstiges:

Datum: .... 🌶 🌶 🌶

Lebensmittel	Menge	Kalorien
....	....	....
....	....	....
....	....	....
....	....	....
....	....	....
....	....	....
....	....	....
....	....	....
....	....	....
....	....	....
....	....	....
....	....	....

Kalorien gesamt: ....

Sonstiges:

Datum: .... 🌶 🌶 🌶

Lebensmittel	Menge	Kalorien
....	....	....
....	....	....
....	....	....
....	....	....
....	....	....
....	....	....
....	....	....
....	....	....
....	....	....
....	....	....
....	....	....
....	....	....

Kalorien gesamt: ....

Sonstiges:

Datum: ....

Lebensmittel	Menge	Kalorien
....	....	....
....	....	....
....	....	....
....	....	....
....	....	....
....	....	....
....	....	....
....	....	....
....	....	....
....	....	....
....	....	....
....	....	....

Kalorien gesamt: ....

Sonstiges:

Datum: .... 🌶🌶🌶

Lebensmittel	Menge	Kalorien
....	....	....
....	....	....
....	....	....
....	....	....
....	....	....
....	....	....
....	....	....
....	....	....
....	....	....
....	....	....
....	....	....
....	....	....

Kalorien gesamt: ....

Sonstiges:

Datum: ....

Lebensmittel	Menge	Kalorien
....	....	....
....	....	....
....	....	....
....	....	....
....	....	....
....	....	....
....	....	....
....	....	....
....	....	....
....	....	....
....	....	....
....	....	....

Kalorien gesamt: ....

Sonstiges:

Datum: .... 🌶 🌶 🌶 🍽

Lebensmittel	Menge	Kalorien
....	....	....
....	....	....
....	....	....
....	....	....
....	....	....
....	....	....
....	....	....
....	....	....
....	....	....
....	....	....
....	....	....
....	....	....

Kalorien gesamt: ....

Sonstiges:

Datum: ....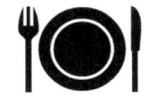

Lebensmittel	Menge	Kalorien
....	....	....
....	....	....
....	....	....
....	....	....
....	....	....
....	....	....
....	....	....
....	....	....
....	....	....
....	....	....
....	....	....
....	....	....
....	....	....

Kalorien gesamt: ....

Sonstiges:

Datum: .... 🌶️🌶️🌶️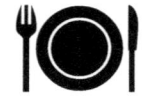

Lebensmittel	Menge	Kalorien
....	....	....
....	....	....
....	....	....
....	....	....
....	....	....
....	....	....
....	....	....
....	....	....
....	....	....
....	....	....
....	....	....
....	....	....

Kalorien gesamt: ....

Sonstiges:

Datum: .... 🌶️🌶️🌶️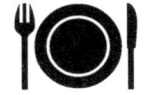

Lebensmittel	Menge	Kalorien
....	....	....
....	....	....
....	....	....
....	....	....
....	....	....
....	....	....
....	....	....
....	....	....
....	....	....
....	....	....
....	....	....
....	....	....

Kalorien gesamt: ....

Sonstiges:

Datum: .... 🌶🌶🌶

Lebensmittel	Menge	Kalorien
....	....	....
....	....	....
....	....	....
....	....	....
....	....	....
....	....	....
....	....	....
....	....	....
....	....	....
....	....	....
....	....	....
....	....	....

Kalorien gesamt: ....

Sonstiges:

Datum: .... 🌶🌶🌶

Lebensmittel	Menge	Kalorien
....	....	....
....	....	....
....	....	....
....	....	....
....	....	....
....	....	....
....	....	....
....	....	....
....	....	....
....	....	....
....	....	....
....	....	....

Kalorien gesamt: ....

Sonstiges:

Datum: .... 🌶🌶🌶

Lebensmittel	Menge	Kalorien
....	....	....
....	....	....
....	....	....
....	....	....
....	....	....
....	....	....
....	....	....
....	....	....
....	....	....
....	....	....
....	....	....
....	....	....

Kalorien gesamt: ....

Sonstiges:

Datum: ....

Lebensmittel   Menge   Kalorien

....

....

....

....

....

....

....

....

....

....

....

....

Kalorien gesamt: ....

Sonstiges:

Datum: .... 🌶 🌶 🌶 🍽

Lebensmittel	Menge	Kalorien
....	....	....
....	....	....
....	....	....
....	....	....
....	....	....
....	....	....
....	....	....
....	....	....
....	....	....
....	....	....
....	....	....
....	....	....

Kalorien gesamt: ....

Sonstiges:

Datum: .... 🌶 🌶 🌶 🍽

Lebensmittel	Menge	Kalorien
....	....	....
....	....	....
....	....	....
....	....	....
....	....	....
....	....	....
....	....	....
....	....	....
....	....	....
....	....	....
....	....	....
....	....	....
....	....	....

Kalorien gesamt: ....

Sonstiges:

Datum: .... 🌶🌶🌶 🍽

Lebensmittel	Menge	Kalorien
....	....	....
....	....	....
....	....	....
....	....	....
....	....	....
....	....	....
....	....	....
....	....	....
....	....	....
....	....	....
....	....	....
....	....	....

Kalorien gesamt: ....

Sonstiges:

Datum: .... 🌶 🌶 🌶 🍽

Lebensmittel	Menge	Kalorien
....	....	....
....	....	....
....	....	....
....	....	....
....	....	....
....	....	....
....	....	....
....	....	....
....	....	....
....	....	....
....	....	....
....	....	....

Kalorien gesamt: ....

Sonstiges:

Datum: .... 🌶🌶🌶

Lebensmittel	Menge	Kalorien
....	....	....
....	....	....
....	....	....
....	....	....
....	....	....
....	....	....
....	....	....
....	....	....
....	....	....
....	....	....
....	....	....
....	....	....

Kalorien gesamt: ....

Sonstiges:

Datum: .... 🌶🌶🌶

Lebensmittel	Menge	Kalorien
....	....	....
....	....	....
....	....	....
....	....	....
....	....	....
....	....	....
....	....	....
....	....	....
....	....	....
....	....	....
....	....	....
....	....	....

Kalorien gesamt: ....

Sonstiges:

Datum: .... 🌶️ 🌶️ 🌶️

Lebensmittel	Menge	Kalorien
....	....	....
....	....	....
....	....	....
....	....	....
....	....	....
....	....	....
....	....	....
....	....	....
....	....	....
....	....	....
....	....	....
....	....	....

Kalorien gesamt: ....

Sonstiges:

Datum: ....

Lebensmittel   Menge   Kalorien

....

....

....

....

....

....

....

....

....

....

....

....

Kalorien gesamt: ....

Sonstiges:

Datum: ....

Lebensmittel   Menge   Kalorien

....

....

....

....

....

....

....

....

....

....

....

....

Kalorien gesamt: ....

Sonstiges:

Datum: .... 🌶 🌶 🌶 🍽

Lebensmittel	Menge	Kalorien
....	....	....
....	....	....
....	....	....
....	....	....
....	....	....
....	....	....
....	....	....
....	....	....
....	....	....
....	....	....
....	....	....
....	....	....
....	....	....

Kalorien gesamt: ....

Sonstiges:

Datum: .... 🌶 🌶 🌶 🍽

Lebensmittel	Menge	Kalorien
....	....	....
....	....	....
....	....	....
....	....	....
....	....	....
....	....	....
....	....	....
....	....	....
....	....	....
....	....	....
....	....	....
....	....	....
....	....	....

Kalorien gesamt: ....

Sonstiges:

Datum: .... 🌶 🌶 🌶 🍽

Lebensmittel	Menge	Kalorien
....	....	....
....	....	....
....	....	....
....	....	....
....	....	....
....	....	....
....	....	....
....	....	....
....	....	....
....	....	....
....	....	....
....	....	....

Kalorien gesamt: ....

Sonstiges:

Datum: .... 🌶 🌶 🌶

Lebensmittel	Menge	Kalorien
....	....	....
....	....	....
....	....	....
....	....	....
....	....	....
....	....	....
....	....	....
....	....	....
....	....	....
....	....	....
....	....	....
....	....	....

Kalorien gesamt: ....

Sonstiges:

Datum: ....

Lebensmittel	Menge	Kalorien
....	....	....
....	....	....
....	....	....
....	....	....
....	....	....
....	....	....
....	....	....
....	....	....
....	....	....
....	....	....
....	....	....
....	....	....

Kalorien gesamt: ....

Sonstiges:

Datum: .... 🌶️ 🌶️ 🌶️

Lebensmittel	Menge	Kalorien
....	....	....
....	....	....
....	....	....
....	....	....
....	....	....
....	....	....
....	....	....
....	....	....
....	....	....
....	....	....
....	....	....
....	....	....

Kalorien gesamt: ....

Sonstiges:

Datum: .... 🌶️🌶️🌶️ 🍽️

Lebensmittel	Menge	Kalorien
....	....	....
....	....	....
....	....	....
....	....	....
....	....	....
....	....	....
....	....	....
....	....	....
....	....	....
....	....	....
....	....	....
....	....	....

Kalorien gesamt: ....

Sonstiges:

Datum: .... 🌶🌶🌶 🍽

Lebensmittel	Menge	Kalorien
....	....	....
....	....	....
....	....	....
....	....	....
....	....	....
....	....	....
....	....	....
....	....	....
....	....	....
....	....	....
....	....	....
....	....	....

Kalorien gesamt: ....

Sonstiges:

Datum: ....

Lebensmittel	Menge	Kalorien
....	....	....
....	....	....
....	....	....
....	....	....
....	....	....
....	....	....
....	....	....
....	....	....
....	....	....
....	....	....
....	....	....
....	....	....

Kalorien gesamt: ....

Sonstiges:

Datum: .... 🌶 🌶 🌶 🍽

Lebensmittel	Menge	Kalorien
....	....	....
....	....	....
....	....	....
....	....	....
....	....	....
....	....	....
....	....	....
....	....	....
....	....	....
....	....	....
....	....	....
....	....	....

Kalorien gesamt: ....

Sonstiges:

Datum: .... 🌶🌶🌶 🍽

Lebensmittel	Menge	Kalorien
....	....	....
....	....	....
....	....	....
....	....	....
....	....	....
....	....	....
....	....	....
....	....	....
....	....	....
....	....	....
....	....	....
....	....	....

Kalorien gesamt: ....

Sonstiges:

Datum: .... 🌶 🌶 🌶 🍽

Lebensmittel	Menge	Kalorien
....	....	....
....	....	....
....	....	....
....	....	....
....	....	....
....	....	....
....	....	....
....	....	....
....	....	....
....	....	....
....	....	....
....	....	....

Kalorien gesamt: ....

Sonstiges:

Datum: ....

Lebensmittel	Menge	Kalorien
....	....	....
....	....	....
....	....	....
....	....	....
....	....	....
....	....	....
....	....	....
....	....	....
....	....	....
....	....	....
....	....	....
....	....	....

Kalorien gesamt: ....

Sonstiges:

Datum: .... 🌶🌶🌶

Lebensmittel	Menge	Kalorien
....	....	....
....	....	....
....	....	....
....	....	....
....	....	....
....	....	....
....	....	....
....	....	....
....	....	....
....	....	....
....	....	....
....	....	....

Kalorien gesamt: ....

Sonstiges:

Datum: .... 🌶 🌶 🌶   🍽

Lebensmittel	Menge	Kalorien
....	....	....
....	....	....
....	....	....
....	....	....
....	....	....
....	....	....
....	....	....
....	....	....
....	....	....
....	....	....
....	....	....
....	....	....

Kalorien gesamt: ....

Sonstiges:

Datum: .... 🌶🌶🌶 🍽

Lebensmittel	Menge	Kalorien
....	....	....
....	....	....
....	....	....
....	....	....
....	....	....
....	....	....
....	....	....
....	....	....
....	....	....
....	....	....
....	....	....
....	....	....

Kalorien gesamt: ....

Sonstiges: